AF467878

LEÇON D'OUVERTURE

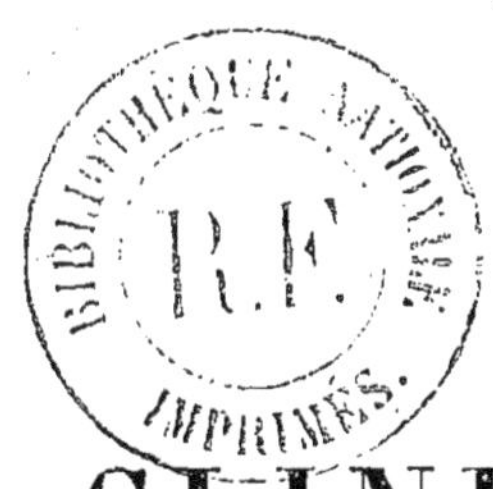

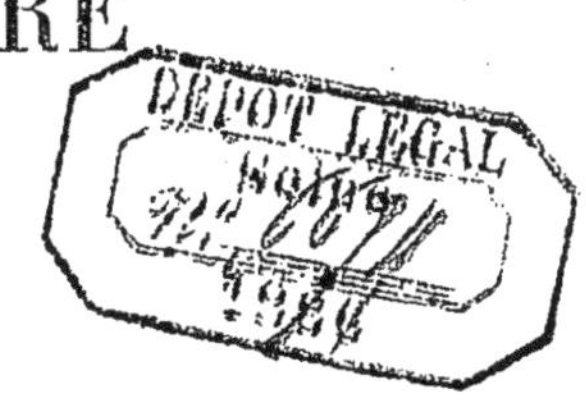

DU COURS

DE

CLINIQUE MÉDICALE

DE

M. LE PROFESSEUR JACCOUD

---

9 NOVEMBRE 1886

PARIS
ADRIEN DELAHAYE ET ÉMILE LECROSNIER, ÉDITEURS
PLACE DE L'ÉCOLE-DE-MÉDECINE

—

1886

COURS DE CLINIQUE MÉDICALE

LEÇON D'OUVERTURE

(9 NOVEMBRE 1886)

Messieurs,

Je commence aujourd'hui la quatrième série de mes leçons cliniques, et le moment me paraît opportun pour examiner d'un coup d'œil rétrospectif l'étendue et les résultats de mon enseignement, durant les trois années qui viennent de s'écouler.

M'étant fait une loi de n'aborder ici aucun sujet dont je ne pouvais mettre l'exemple sous les yeux de mes auditeurs, je n'ai pas eu la possibilité d'exposer la totalité des maladies qui ressortissent à la clinique générale; néanmoins les lacunes sont peu nombreuses, le cycle est bien près d'être complet, et aussi bien pour les maladies généralisées que pour les maladies localisées des divers appareils, j'ai eu la satisfaction de présenter à votre étude non seulement les types réguliers, mais aussi les formes et les variétés de la plupart des espèces morbides.

Durant le cours de cet enseignement, je ne me suis jamais départi des principes que j'ai exposés ici même il y a trois ans; j'ai évité les incursions non justifiées dans le domaine de la pathologie pure; j'ai étudié les malades, non les maladies; et ma constante préoccupation a été la comparaison des types cliniques individuels avec les types pathologiques abstraits, cette étude comparative étant l'essence même de la clinique médicale.

Sur plus d'un sujet, l'observation m'a permis de fournir des notions nouvelles; bon nombre sont assez importantes pour constituer de valables acquisitions pour la science et la pratique médicales. Permettez que je passe rapidement en revue les principales d'entre elles.

J'ai fait connaître, sous le nom de forme sudorale, une forme ignorée de *fièvre typhoïde*, que caractérisent les sueurs précoces et persistantes, l'intermittence et l'irrégularité de la fièvre, l'absence de symptômes abdominaux, et la longueur de la durée.

Par l'analyse de plusieurs centaines d'observations personnelles, j'ai établi que la température, dans la fièvre typhoïde, n'a pas toujours la régularité cyclique qui lui a été prématurément assignée, que les écarts du type sont multiples et considérables, et que ces écarts ne doivent en aucun cas faire douter d'un diagnostic bien établi par ailleurs.

Par la même méthode, j'ai démontré un fait dont l'importance pratique est plus considérable encore, à savoir l'intermittence possible de la fièvre dans la fièvre typhoïde commune, et cela à toutes les périodes de la maladie; j'ai établi la fréquence et les modalités diverses de cette intermittence.

J'ai prouvé d'autre part, avec vérification anatomique, que la fièvre peut être intermittente durant tout le cours de la fièvre typhoïde, et que, dans ce cas, elle peut présenter le type inverse, c'est-à-dire qu'il y a fièvre le matin et apyrexie le soir. De là cette conséquence que le type inverse de la température n'est point, comme on l'a dit, un signe différentiel suffisant entre la tuberculose aiguë et la fièvre typhoïde.

Étudiant les rechutes de cette maladie d'après un nombre considérable de faits, j'ai établi, contrairement à mes devanciers, que l'on ne peut formuler aucune règle fixe quant à l'intervalle qui sépare la rechute de la première attaque; — quant à la durée de la rechute; — quant à ses caractères thermiques comparés à ceux de la première atteinte; — quant à sa gravité par rapport à celle de l'attaque initiale. J'ai pu par suite réduire à leur juste valeur les théories, qui ont été fondées sur la fixité présumée de ces éléments, essentiellement variables.

J'ai enseigné, preuves en main, que la fièvre de la *scarlatine* ne répond pas toujours au type régulier et caractéristique ; qu'elle peut présenter, quant à son degré, à sa durée et à son évolution, de notables anomalies, sans que la maladie en soit le moins du monde modifiée, ni dans ses caractères, ni dans sa marche. J'ai montré que les incidents multiples qui font la gravité de la scarlatine peuvent être associés à une éruption parfaitement régulière; et j'ai présenté, à l'occasion d'un de nos malades, une étude, nouvelle en plusieurs points, des arthropathies et des endocardites scarlatineuses.

Appliquant la méthode uroscopique à l'étude de la *fièvre intermittente*, j'ai prouvé à nouveau, comme il y a vingt ans, que le début réel de l'accès, manifesté par l'augmentation du chiffre de l'urée dans l'urine, précède de plusieurs heures le début apparent manifesté par le frisson, et que c'est le moment du début réel qui doit servir de base pour l'administration de la quinine. J'ai formulé en conséquence de nouvelles règles quant à la chronologie de la médication. L'importance pratique de ces données est facile à saisir.

Dans l'ordre des maladies de l'appareil respiratoire, j'ai décrit une espèce nouvelle, que j'ai désignée sous le nom de *broncho-alvéolite fibrineuse hémorrhagique*, pour en rappeler à la fois les caractères anatomiques et cliniques les plus importants. J'ai établi par mes observations que cette maladie, qui survient ordinairement chez les tuberculeux, n'est cependant pas exclusivement propre aux phtisiques.

J'ai démontré à nouveau par la méthode des ponctions superposées, pratiquées au même moment, la validité des signes sur lesquels j'ai fondé le diagnostic de la *disposition cloisonnée de l'épanchement pleurétique*.

J'ai exposé, avec preuves anatomiques à l'appui, les moyens du diagnostic différentiel entre le *pneumothorax partiel* et les *cavernes tuberculeuses;* et j'ai présenté une étude d'ensemble sur le *faux pneumothorax*, et *l'abcès sous-phrénique.*

J'ai fixé la valeur réelle des signes fournis par l'*examen de l'espace semi-lunaire*, et, rectifiant une dangereuse erreur de séméiologie, j'ai prouvé, entre autres choses, que la matité totale de cet espace n'est pas toujours liée à la présence d'un épanchement liquide, de sorte que la constatation de cette matité n'est point une raison suffisante pour pratiquer la ponction dans cette région. Par ces notions, par l'indication des signes qui révèlent les *adhérences du diaphragme*, j'ai deviné les moyens d'éviter une faute redoutable, dont il y a plusieurs exemples.

Les *maladies cardio-aortiques* ont été l'objet d'une étude approfondie; j'ai établi avec insistance la nécessité d'une distinction constante entre le diagnostic stéthoscopique et le diagnostic médical; j'ai démontré, par les pièces anatomiques, que les souffles systoliques de nature organique ne sont pas toujours liés à des altérations valvulaires; j'ai prouvé, de même, par les pièces anatomiques, que le souffle aortique dorsal peut donner lieu par irradiation à un souffle xiphoïdien, de sorte que ce dernier n'est un signe valable d'insuffisance tricuspide, que dans les cas où il n'y a pas de souffle dorsal; j'ai démontré, toujours avec les pièces anatomiques, que le souffle systolique du deuxième espace intercostal gauche n'est pas un signe certain du rétrécissement de l'orifice pulmonaire, et j'ai fixé la signification diagnostique complexe de ce phénomène stéthoscopique.

Étudiant le pouls paradoxal et le gonflement inspiratoire des veines jugulaires comme signes de la *médiastinite antérieure*, j'en ai fait voir l'inconstance, et j'ai donné la raison de cette variabilité, en montrant qu'il faut distinguer à ce point de vue deux formes de médiastinite, l'une simple, dont les productions fibreuses sont étalées au-devant des vaisseaux; l'autre enserrante, dont les tractus conjonctifs entourent, comme dans un anneau, l'aorte et la veine cave supérieure.

J'ai fait connaître deux signes nouveaux de la médiastinite antérieure, savoir : le mouvement de roulis du thorax, qui est entraîné à chaque systole cardiaque de droite à gauche et de haut en bas, et qui revient à sa situation première à l'instant précis de la diastole; — puis une attitude spéciale du malade, qui est obligé d'être assis le tronc fortement penché en avant, sous peine d'être pris d'une dyspnée des plus violentes. Cette attitude est imposée par les brides et les adhérences de la médiastinite; elles sont relâchées lorsque le tronc est incliné en avant, tandis que dans la station verticale et dans le décubitus dorsal, elles sont tendues, tiraillées, et exercent sur les poumons et sur le cœur une traction qui provoque aussitôt la gêne respiratoire. Le contrôle anatomique a confirmé l'exactitude de ces signes.

J'ai étudié le diagnostic de l'*adhérence du péricarde* au cœur, et j'ai montré que la dépression systolique, généralement considérée comme un signe suffisant de cette lésion, n'a cette valeur que lorsqu'elle se fait sentir sur plusieurs espaces intercostaux. Cette distinction indispensable entre la dépression unicostale et la dépression pluricostale n'avait pas été établie.

J'ai fait connaître, en outre, un signe nouveau de l'adhérence étendue du péricarde : c'est un mouvement ondulatoire systolique de la région précordiale en bloc; débutant avec la systole, ce mouvement progresse instantanément de haut en bas et de droite à gauche, et il dessine avec une rigoureuse fidélité, par une sorte de reptation, la locomotion du cœur, notamment le mouvement de rotation autour de l'axe longitudinal. Ce mouvement de reptation systolique, visible dans toute l'étendue de la région précordiale, est un signe sûr, et suffisant à lui seul, de l'adhérence généralisée du péricarde. Ici encore la vérification anatomique a confirmé l'exactitude de mes propositions.

A propos des *anévrysmes de l'aorte*, j'ai étudié l'influence de la syphilis sur le développement de ces lésions, et j'ai démontré dans un cas le traitement par l'électro-puncture.

Une série de cas appropriés m'a permis d'exposer l'histoire clinique des principales variétés de *cirrhose hépatique;* j'ai pu prouver à nouveau un fait que j'ai pour la première fois établi dans ma clinique de l'hôpital Lariboisière, savoir que l'*ictère grave* est une des terminaisons possibles de la cirrhose dans toutes ses formes, et que cet état résulte de la suppression des fonctions du foie, c'est-à-dire de l'*acholie*, et non point de l'accumulation de la bile dans le sang, c'est-à-dire de la cholémie.

J'ai montré par l'analyse et la comparaison des faits que les lésions destructives du *pancréas*, dont le cancer est le type, n'ont pas d'autres signes certains que ceux qui sont fournis par la palpation, que les symptômes réputés spéciaux ne sont eux-mêmes que des signes présomptifs, sans valeur absolue, en raison des suppléances fonctionnelles qui peuvent compenser l'inertie de l'organe.

Dans un autre ordre de maladies, j'ai fait connaître la localisation du *rhumatisme* sur les vertèbres cervicales, et par un cas complètement étudié, j'en ai exposé les caractères cliniques et anatomiques.

Favorisé par le nombre des observations, j'ai pu décrire plus complètement qu'on ne l'avait fait jusqu'alors les irrégularités et les anomalies de la *méningite tuberculeuse* de l'adulte; et j'ai présenté deux exemples de la variété la moins connue et la plus insidieuse de toutes, celle qui évolue sous le masque du delirium tremens.

J'ai eu l'occasion d'étudier un nouveau cas de la maladie que j'ai décrite en 1866 sous le nom d'*atrophie nerveuse progressive;* ici, la compression des racines spinales antérieures n'était pas produite par des plaques arachnoïdiennes, comme dans les faits précédents ; elle était due à un sarcome vertébral, généralisé à toute la hauteur de l'axe vertébro-cranien.

L'*albuminurie*, le *mal de Bright* ont été l'objet de plusieurs de mes leçons; reprenant mon enseignement de 1867 sur la pluralité des formes du mal de Bright, j'ai montré, plus nettement que par le passé, le peu de solidité de la théorie dualiste, qui prétend séparer, comme deux espèces morbides distinctes, la néphrite parenchymateuse et la néphrite interstitielle; j'ai étudié, dans ses applications à la clinique, la question de la pluralité des albumines urinaires, et j'ai présenté, selon mes vues personnelles, un exposé clinique et pathogénique de l'*intoxication urémique;* j'ai eu ainsi l'occasion d'insister sur l'importance des inhalations d'oxygène dans le traitement de cet état, médication que j'ai employée le premier dans ces circonstances.

L'étude de trois cas qui se sont présentés simultanément à mon observation m'a permis de faire l'histoire clinique complète de la *tuberculose urinaire*, et de montrer un exemple d'une association pathologique aussi rare que trompeuse, celle de la tuberculose pulmonaire avec le cancer de la vessie.

J'ai étudié la *syphilis rénale*, et je me suis attaché à mettre en lumière la double modalité chronologique de cette syphilis des reins, qui est précoce ou tardive, et la diversité des lésions qui la constituent.

J'ai confirmé par l'expérimentation thérapeutique mon ancienne distinction des deux phases du *diabète sucré*, diabète d'origine amylacée, diabète d'origine azotée, distinction d'où découlent à la fois le pronostic et le traitement. J'ai montré à nouveau l'importance de la polyphagie efficace, dont j'avais signalé l'utilité dès 1866, dans mon premier travail sur le sujet, et j'ai indiqué les rapports constants qui existent entre les symptômes et les phases pathogéniques de la maladie.

Par la démonstration des formes de transition qui unissent la pseudo-leucémie à la leucémie, j'ai donné une nouvelle preuve de la vérité de ma doctrine touchant l'unité de la *diathèse lymphogène.*

Poursuivant des observations commencées il y a plusieurs années à l'hôpital Lariboisière, j'ai démontré l'existence et les caractères de la fièvre de la *chlorose ;* et j'ai prouvé, par de nombreux examens du sang, que cette fièvre est exclusivement en rapport avec l'altération numérique des globules rouges, si bien que, résistant aux antipyrétiques, elle n'est influencée que par la restauration de l'élément globulaire.

J'ai à peine besoin de dire qu'à l'occasion de chaque malade, j'ai étudié la *thérapeutique* afférente à son état ; mais en outre, j'ai exposé dans leur ensemble, et d'après mon expérience personnelle, les traitements de la scarlatine, de la pleurésie aiguë, du rhumatisme aigu et chronique, des maladies organiques du cœur et des anévrysmes de l'aorte, de la maladie de Bright, de l'urémie, du diabète sucré, de la chlorose, et de la phtisie pulmonaire. Enfin, j'ai fait connaître les résultats de mes observations sur les effets antithermiques et thérapeutiques de la thalline et de l'antipyrine.

Par cet ensemble d'études je me suis efforcé, autant que je l'ai pu, de mériter le témoignage dont j'exprimais le désir en terminant ma première leçon de 1883 ; si l'on peut dire de moi, quelque jour : « Il enseignait fructueusement à connaître et à traiter les malades, ma plus haute ambition sera satisfaite. »

En même temps que je servais, et faisais ainsi progresser de mon mieux la médecine pratique, étroite et constante obligation de l'enseignement dont j'ai l'honneur d'être chargé, je saisissais avec empressement toutes les occasions d'étudier et d'exposer les questions soulevées par les étonnantes et multiples découvertes qui, depuis quelques années, semblent devoir bouleverser jusque dans ses assises l'édifice séculaire de la médecine ; je veux parler des questions relatives à la PATHOLOGIE et à la PATHOGÉNIE MICROBIENNES, cette nouvelle branche de la science médicale, qui est issue des admirables travaux de M. Pasteur.

Les recherches techniques nécessaires ont été faites par mon chef de clinique, M. Netter, qui a été pour moi un collaborateur aussi dévoué que compétent.

Les résultats nets de mes études, les voici :

Nous avons démontré, du vivant du malade, la présence d'un microbe dans le sang, au cours des *oreillons;* et cela, non seulement dans les oreillons graves, où pareille constatation avait déjà été faite, mais aussi dans les oreillons bénins. Par suite, j'ai pu établir que les oreillons dans toutes leurs formes et tous leurs degrés sont une maladie à microbes, une maladie infectieuse. J'ai donné une autre preuve de ce caractère, en signalant pour la première fois le développement d'une endocardite au cours de la maladie ourlienne, et cela dans deux cas.

Par la comparaison d'un cas à résultat négatif avec deux cas à résultats positifs, j'ai montré l'importance du bacille tuberculeux dans l'urine, comme moyen de diagnostic entre la *tuberculose urinaire*, et les autres maladies à urine purulente.

J'ai exposé la pathogénie microbienne des accidents à distance et de l'infection générale, produits par la *blennorrhagie*.

Nous avons démontré l'origine microbienne d'une *pleurésie* développée dans le cours d'un cancer de l'estomac; l'infection est partie de la surface ulcérée du cancer; on suit sa marche dans les ganglions et les vaisseaux lymphatiques sous-pleuraux, et on la saisit à son arrivée dans la plèvre droite, envahie par les mêmes microbes qui sont constatés dans les étapes précédentes.

Nous avons vérifié, après nombre d'autres observateurs, la constance du pneumocoque dans toutes les *pneumonies* fibrineuses, quelle qu'en soit d'ailleurs l'évolution clinique. J'ai établi par suite que la théorie de la dualité de la pneumonie n'est pas fondée, que toutes les pneumonies à hépatisation sont égales devant le microbe, que la maladie est une, et en tous cas une maladie à microbes. De ce fait j'ai déduit une conséquence qui s'impose avec une force invincible, à savoir que les dissemblances cliniques de la pneumonie sont indépendantes du microbe, et qu'elles sont uniquement l'œuvre du malade, qui fait sa pneumonie comme il peut, abstraction faite du pneumocoque présent dans tous les cas.

Nous avons constaté que le microbe dit pneumonique n'est point exclusivement propre à la pneumonie, et qu'on le retrouve dans la maladie que j'ai décrite sous le nom de *broncho-alvéolite fibrineuse hémorrhagique;* lorsque cette maladie survient chez un phtisique, ce qui est le cas ordinaire, on rencontre à la fois le bacille tuberculeux et le microbe pneumonique.

D'un autre côté, tout en vérifiant la constance des microbes dans l'*endocardite infectieuse*, nous avons reconnu qu'ils ne sont pas toujours les mêmes, et qu'il faut en distinguer trois formes, dont deux sont nettement déterminées : l'une est identique au microbe de la suppuration, l'autre est identique au microbe pneumonique.

De ces deux faits, pluralité des microbes dans la même maladie, présence du même microbe dans des maladies différentes, j'ai déduit cette conséquence que certains microbes, bien et dûment pathogènes, ne traduisent pas leur action nocive par des effets toujours identiques; et qu'il y a lieu d'admettre deux classes de microbes pathogènes, les *pathogènes spécifiques*, dont les effets sont toujours les mêmes, de sorte qu'à chacun de ces microbes répond une maladie unique, tels les microbes de la tuberculose, de l'érysipèle; et les *pathogènes indifférents*, dont les effets nocifs varient selon les conditions de l'organisme, et selon les tissus sur lesquels ils se fixent et prolifèrent, de sorte qu'à chacun de ces microbes répondent plusieurs maladies distinctes; tels les microbes pyogènes, et les microbes pneumoniques.

J'ai prouvé que, malgré l'avènement de l'étiologie microbienne le *refroidissement* doit conserver sa place parmi les causes des maladies aiguës, notamment de la *pneumonie*. J'ai en effet présenté deux cas, dans lesquels une pneumonie mortelle a éclaté dans les vingt-quatre heures qui ont suivi un refroidissement brusque, subi, dans des conditions toutes différentes, par deux individus de constitution robuste et en parfaite santé.

Dans ces deux cas, les pneumocoques ont été constatés, tant dans les crachats que dans l'exsudat pulmonaire. Comment interpréter leur présence? Faut-il donc admettre, ai-je dit dans la leçon que j'ai faite à ce sujet le 22 mai dernier, que ces microbes ont envahi l'organisme au moment précis où il s'est refroidi? J'ai repoussé cette hypothèse. Me fondant sur les recherches de Fraenkel et de M. Netter, qui ont plusieurs fois trouvé le pneumocoque dans la salive normale, j'ai fait connaître et j'ai défendu une tout autre interprétation, qui a pour moi la valeur d'un principe fondamental de pathogénie; les microbes ne sont pas venus du dehors, ils existaient préalablement chez ces individus; cantonnés dans la salive, ils étaient innocents; la perturbation organique résultant du refroidissement les a rendus diffusibles et nuisibles.

C'est là un cas très net de ce mode d'infection, que j'ai signalé depuis nombre d'années sous le nom *d'auto-infection;* dénomination à laquelle, pour plus de précision, j'ai substitué, en 1885, celle d'*infection intrinsèque*.

J'ai montré en effet, à propos de l'endocardite infectieuse, que l'infection n'est pas toujours la conséquence de l'envahissement de l'organisme par des microbes étrangers venus du dehors, et qu'à côté de cette *infection extrinsèque,* il faut admettre une *infection intrinsèque* par affaiblissement de la résistance normale de l'organisme aux microbes qu'il porte en lui.

J'attache une extrême importance à cette doctrine nouvelle; elle agrandit largement le domaine de la pathogénie microbienne, en maintenant la puissance causale des prédispositions organiques.

C'est aussi dans nos recherches sur l'endocardite infectieuse que nous avons découvert un fait nouveau d'un bien grand intérêt.

L'étude d'une malade qui a guéri d'une endocardite de cette nature, me permet d'affirmer que l'altération du sang par les microbes survit à la défervescence fébrile, qui est le signal de la guérison. Dans les premiers temps qui suivent l'apyrexie définitive, l'examen du sang, pratiqué à divers intervalles, y démontre la présence de germes identiques qui deviennent de plus en plus rares; la femme dont je parle a été tuée subitement par des embolies cérébrales, deux mois et six jours après la guérison de la phase aiguë de l'endocardite; or, malgré la longueur de ce délai, nous avons constaté à l'autopsie qu'il y avait encore des microbes dans le sang, dans les végétations de l'endocarde, et dans le tissu du foie et de la rate; mais l'état de jour en jour plus satisfaisant de la malade, l'absence complète de fièvre, prouvent jusqu'à l'évidence que ces microbes étaient devenus parfaitement innocents, ils n'étaient plus même pyrétogènes. Ils n'ont produit aucun phénomène quelconque, l'examen du sang et des tissus en a seul révélé la présence. Avec la chute de la fièvre et le phénomène critique de la diurèse, la maladie a été franchement terminée.

De cette observation j'ai déduit un enseignement d'une haute portée, qui n'est en somme que l'expression même du fait constaté.

Les microbes pathogènes peuvent rester dans l'organisme, sans lui nuire, plus de deux mois après la guérison de la maladie qu'ils ont provoquée; donc l'organisme est capable de modifier les microbes au point de les réduire à l'inertie, encore bien qu'ils soient encore présents avec les mêmes caractères objectifs que dans la phase nocive; à l'issue de la lutte dans laquelle le malade a triomphé, ils sont devenus innocents. Cette *capacité modificatrice de l'organisme* est le moyen de la guérison dans les maladies infectieuses; si vous la niez, prenez garde, voyez la conséquence, vous serez obligés d'admettre, contre l'évidence expérimentale, que les susdits microbes étaient innocents d'emblée.

Le fait démontré par notre observation est donc gros de conséquences, non seulement pour le cas particulier de l'endocardite infectieuse, mais pour la pathologie microbienne en général.

Je considère cette notion de la *capacité modificatrice de l'organisme* comme aussi importante que la notion de l'*infection intrinsèque*. A elles deux, ces notions médicales suffisent pour maintenir, en face des découvertes microbiennes, la suprématie de l'organisme vivant: l'une en démontre le rôle prépondérant dans l'étiologie des maladies infectieuses; l'autre en démontre l'importance comme source fondamentale des indications thérapeutiques; le malade les fournit, et non point le microbe.

Dans le même ordre d'études, j'ai démontré l'existence et le mécanisme de l'*infection purulente* à la suite de la pneumonie.

En pareil cas l'évolution est la suivante :

Un individu est pris en parfaite santé d'une pneumonie aiguë; la maladie présente les caractères et la marche d'une pneumonie franche, rien ne fait prévoir les incidents redoutables dont elle sera le point de départ; dans les délais ordinaires, la phase aiguë arrive à son terme, la fièvre prend fin. Mais la défervescence fébrile n'est pas suivie d'une réparation locale complète; un reliquat plus ou moins étendu du foyer pneumonique persiste sans changement. Après une période stationnaire indécise, la situation du malade s'aggrave, et il succombe, après avoir présenté les signes non douteux d'un état d'infection, ou bien il meurt subitement sans aggravation préalable. A l'autopsie, on constate des points de suppuration dans le reliquat pneumonique, et des foyers purulents diffus, soit dans les membres, soit dans les viscères.

L'individu ayant été pris de sa pneumonie en parfaite santé, le reliquat pneumonique ayant été pendant nombre de jours la seule lésion présente, il est certain, de par la simple chronologie des accidents, que la suppuration du poumon est le point de départ des foyers purulents à distance, et de l'infection générale de l'organisme. Mais d'ailleurs si l'on soumet ces divers foyers aux recherches microbiennes, on peut saisir, et mettre en évidence les agents intermédiaires entre la lésion primitive et les lésions secondaires; car les mêmes micro-organismes que l'on découvre dans les points suppurés du poumon, on les décèle dans le sang et dans tous les foyers à distance sans exception.

C'est un type achevé de *pyohémie par migrations microbiennes.*

J'ai présenté deux exemples complètement étudiés de cette évolution pathologique.

Par l'étude de deux faits d'une précision exceptionnelle, j'ai fait voir comment doivent être interprétées, par la doctrine microbienne, les *tuberculoses* qui se développent après une pneumonie mal résolue, ou sous l'influence du rétrécissement de l'artère pulmonaire. Ce sont là du reste des cas particuliers d'une règle générale dont la vérité est absolue. Toute condition qui altère la nutrition du poumon, de manière à constituer un état persistant d'hypotrophie pulmonaire, est une cause efficace de tuberculose; vienne alors le bacille, il trouve dans ce tissu modifié et privé de résistance un terrain favorable à sa fixation et à sa pullulation, et le tubercule prend naissance.

Ce qui est vrai de la tuberculose est également vrai de toutes les autres maladies infectieuses; ainsi que je l'ai enseigné déjà en 1882, l'absorption des germes ne suffit pas, il faut que l'organisme leur offre un terrain favorable; c'est précisément pour cela que l'étiologie empirique reste debout, avec toute sa valeur, en présence de l'étiologie microbienne.

A propos d'un cas d'*érysipèle* atténué, avec présence du microbe spécifique dans le sang, j'ai fait connaître l'interprétation de l'immunité symptomatique, conférée par les attaques successives de la maladie chez le même individu. Les premières sont fortes et complètes; puis, à mesure qu'elles se répètent, elles s'affaiblissent graduellement comme par une atténuation progressive, de sorte que chaque attaque a, pour la suivante, le rôle d'une inoculation partiellement préventive; l'organisme reste impressionnable à l'agent pathogène, mais, par une sorte d'accoutumance, il en ressent moins vivement l'effet. L'attaque ne confère pas d'immunité morbide, car l'individu continue à faire de l'érysipèle; mais elle confère une immunité symptomatique, qui se traduit par la forme atténuée de la maladie. Cette atténuation, cet avortement relatif est la conséquence des modifications produites dans l'organisme par les attaques, j'allais dire par les inoculations antérieures. Pourtant l'agent infectant est toujours le même; la preuve, c'est que nous l'avons retrouvé, avec ses caractères les plus parfaits, chez notre malade à l'érysipèle avorté; mais la sensibilité de l'organisme à cet agent a été modifiée. M. Pasteur, dans sa création géniale, procède par l'atténuation des agents infectants; mon observation enseigne que la nature procède ici par l'atténuation de la réceptivité. Je ne crois pas qu'on ait jamais donné une preuve plus directe et plus positive de l'influence, qu'exerce l'état préalable de l'organisme sur la génération et l'évolution des maladies infectieuses.

Voilà, Messieurs, mon contingent de faits; voilà les enseignements d'ordre général que j'en ai déduits.

Vous pouvez juger par là combien est peu mérité le reproche qui m'a été parfois adressé d'être l'adversaire des microbes. Ce reproche est vraiment fait pour surpendre, parce qu'il pèche par une double étourderie : d'une part je ne l'ai justifié ni par mes paroles, ni par mes écrits; d'autre part il vise une impossibilité, car on ne peut être l'adversaire d'un fait; or la présence et le rôle des microbes dans un grand nombre de maladies sont un fait, et des mieux établis. Serait-il possible d'être l'adversaire de la fièvre, de l'embolie, de la pyémie, du râle crépitant? non, n'est-ce pas? Eh bien! il n'est pas plus possible aujourd'hui d'être l'adversaire des microbes.

Je ne le suis donc point, et je viens de vous le prouver surabondamment.

Mais j'ai été, je suis, et je serai toujours l'adversaire des théories antimédicales qui tendent à supprimer le malade au profit du microbe; qui veulent réduire l'étiologie à la pénétration des microbes du dehors dans l'organisme; qui veulent restreindre le diagnostic et le pronostic à la constatation et à l'appréciation des microbes; qui veulent borner la thérapeutique aux indications tirées des microbes; qui, pour tout dire en un mot, prétendent transformer la médecine humaine en médecine microbienne.

Tout autre est ma visée : je repousse les théories, je m'incline devant les faits; je les recherche, je m'efforce d'en augmenter le nombre, je les étudie et les interprète avec le triple secours de la pathologie générale, de la clinique et du laboratoire; et je suis certain, je vous en ai donné des preuves dans mon exposé, je suis certain que par l'accumulation même des faits ainsi étudiés, la vérité se fera jour telle que je l'entrevois, telle que je l'enseigne, dans le sens d'une étroite et parfaite conciliation entre la médecine traditionnelle et les découvertes contemporaines.

BOURLOTON. — Imprimeries réunies, B, rue Mignon,

www.ingramcontent.com/pod-product-compliance
Ingram Content Group UK Ltd.
Pitfield, Milton Keynes, MK11 3LW, UK
UKHW020958230726
13923UKWH00007B/2653